AF460617

OBSERVATIONS MÉDICALES

RECUEILLIES

À SAINT-LAURENT LES BAINS

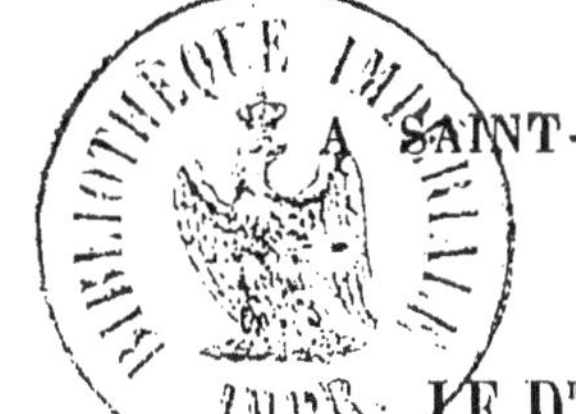

PAR

LE Dr BRUNO COULET

(DE LA BLACHÈRE)

INSPECTEUR DES EAUX THERMALES DE SAINT-LAURENT LES BAINS

(Ardèche)

> C'est dans l'excitation de l'organisme et de la partie malade que réside principalement la force des sources sanitaires. Lente et modérée, cette excitation facilite la résolution des maladies chroniques. Le talent du médecin inspecteur consiste à produire cette excitation et à la maintenir dans des limites convenables.
>
> (*Annuaire des eaux de la France*, page 342.)

PARIS

J. B. BAILLIÈRE ET FILS

LIBRAIRES DE L'ACADÉMIE IMPÉRIALE DE MÉDECINE

19, rue Hautefeuille, près le boulevard St-Germain.

Londres	New-York	Madrid
HIPPOLYTE BAILLIÈRE	BAILLIÈRE BROTHERS	C. BAILLY-BAILLIÈRE

1869

Corbeil, typ. et stér. de Crété fils.

OBSERVATIONS MÉDICALES

Ce recueil comprend 39 observations ; elles sont relatives à un pareil nombre de baigneurs. Sur ces 39 malades 13 étaient atteints de rhumatisme chronique, 8 de névralgie, 4 de paralysie ; 3 étaient affectés de phthisie pulmonaire, 1 de bronchite chronique, 3 de surdité ; 2 avaient la syphilis ; 5 avaient éprouvé une luxation ou une fracture.

Les eaux de Saint-Laurent ont une influence salutaire sur toutes ces maladies. Afin de donner une juste idée de leurs effets sur chacune de ces affections, des distinctions me paraissent indispensables. Ces distinctions seront basées sur la cause de la maladie, sur la période à laquelle elle est arrivée, sur les désordres qu'elle a déterminés, sur le traitement antérieur.

Je ne donne que quelques observations à l'appui de mes conclusions; il me serait facile d'en fournir un grand nombre, étant, depuis dix ans, inspecteur des eaux thermales de Saint-Laurent, auxquelles chaque année 1200 malades viennent demander la guérison ou du moins un soulagement à leurs maux.

I

RHUMATISME CHRONIQUE

Les auteurs, en s'appuyant sur le siége spécial du rhumatisme et sur les symptômes qui accompagnent cette maladie, ont admis un rhumatisme articulaire chronique et un rhumatisme musculaire chronique. Afin de bien rendre compte des effets des eaux sur le rhumatisme chronique, soit que cette affection ait succédé à l'état aigu, soit qu'elle ait débuté d'emblée, je crois devoir établir plusieurs cas, en me basant sur la durée de la maladie et sur les désordres qu'elle a déterminés dans l'économie.

A. — Rhumatisme articulaire chronique.

a. Quand le rhumatisme articulaire chronique est caractérisé par de la douleur, par de la tuméfaction d'une ou de plusieurs articulations, par de la gêne dans les mouvements et par des rémissions, la guérison est la règle.

1re OBSERVATION.

Maurin (Lorèze), d'un tempérament nervoso-sanguin, d'une bonne constitution, âgé de 32 ans, cultivateur, arriva à Saint-Laurent le 25 juillet 1865. Depuis dix-huit mois il éprouvait de temps en temps, surtout par les variations de température, tantôt au genou, tantôt au cou-de-pied, tantôt aux poignets, des douleurs qui l'obligeaient de suspendre son travail et même quelquefois de se mettre au lit. Pendant douze jours, il prit le matin un bain, une douche et une étuve, et de deux jours en deux jours une douche et une étuve le soir. A la fin du traitement ce baigneur, qui ne souffrait pas à son arrivée, éprouva des douleurs dans plusieurs articulations. — En 1866, Maurin revint prendre les eaux ; il n'avait pas perdu une journée depuis onze mois.

2e Observation.

M. C... (Gard), d'un tempérament nerveux, âgé de 36 ans, contracta pendant le mois de mars 1865, en voyageant en chemin de fer, un rhumatisme articulaire aigu mobile, qui le força de rester au lit ou à la chambre pendant sept semaines. Au mois de juillet suivant, plusieurs articulations étant encore douloureuses par intervalle, il se rendit à Saint-Laurent, où pendant quinze jours il prit dix bains de piscine, quinze douches et quinze étuves. Au moment de son départ, M. C... ne souffrait pas, et, un mois après avoir pris les eaux, il recommençait ses voyages.

b. Lorsqu'il y a insuffisance des valvules, rétrécissement des orifices du cœur, hypertrophie de cet organe, la guérison n'est jamais radicale. L'hypertrophie persiste; il en est de même du rétrécissement et de l'insuffisance. Il ne faudrait pas confondre les palpitations anémiques et chlorotiques, et le rhumatisme est souvent anémique et chlorotique avec les battements irréguliers et les bruits anormaux du cœur symptomatiques d'une affection morbide de cet organe.

3e Observation.

G... (Ardèche), âgé de 35 ans, d'un tempérament sanguin-nerveux, d'une constitution robuste, eut, pendant le mois d'avril 1862, un rhumatisme articulaire aigu compliqué d'endocardite et caractérisé par les symptômes suivants : G... était mon client. Douleur, tuméfaction, chaleur et rougeur de plusieurs articulations, pouls fort, irrégulier, fréquent, battements de cœur superficiels et repoussant la main, face rouge, lèvres violacées, forte oppression. Deux saignées, deux applications de sangsues, deux larges vésicatoires et une diète sévère ne jugèrent pas complétement la maladie. Au mois de juillet suivant, G... se rendait à Saint-Laurent d'après mes conseils. A son arrivée les battements de cœur étaient forts, on les voyait battre, un bruit de souffle sourd voilait le premier temps, la pointe du cœur qui était très-volumineux battait en dehors de la verticale abaissée du mamelon. Ce malade était très-oppressé et avait eu une épistaxis. L'emploi des eaux thermales pendant 12 jours n'amena aucune modification ni dans les battements, ni dans les bruits, ni dans les dimensions du cœur.

4e Observation.

G... (Vaucluse), d'un tempérament nerveux, d'une bonne constitution, âgé de 29 ans, conducteur des ponts et chaussées, eut, pendant le mois d'avril 1865, un rhumatisme articulaire aigu. Trois mois après il se rendait à Saint-Laurent d'après les conseils de M. Ivaren. Il vint me consulter le jour même de son arrivée : il était très-pâle, pouvait à peine se traîner, avait perdu l'appétit et était très-essoufflé. Le pouls était irrégulier et les battements du cœur forts et superficiels ; il y avait un bruit de souffle à la base du cœur, et ce bruit se prolongeait dans l'aorte. Ce baigneur prit en douze jours dix bains de piscine, seize douches et quelques étuves. Au moment de son départ le pouls était toujours irrégulier, et les battements et les bruits du cœur présentaient les mêmes caractères.

En 1866, G... revint prendre les eaux. Il ne souffrait pas et avait pris de l'embonpoint, mais il était toujours essoufflé et se fatiguait très-vite. Le pouls était toujours irrégulier et les bruits du cœur anormaux.

c. La guérison est rare lorsque le rhumatisme s'est fixé dans une ou plusieurs articulations et a déterminé des engorgements périarticulaires, des altérations de la synoviale et des cartilages, qui se traduisent quelquefois par des bruits de craquement que l'on entend et que l'on peut percevoir en imprimant des mouvements aux articulations malades.

5e Observation.

D... (Haute-Loire), d'une constitution robuste, âgé de 38 ans, cultivateur, se rend à Saint-Laurent en 1864 et nous apprend qu'il a eu en 1862 et 1863 un rhumatisme articulaire ambulant ; que cette maladie s'est fixée au genou droit qui a grossi et est devenu le siége d'un craquement douloureux pendant la marche. Lorsqu'on applique une main sur cette articulation, on sent un bruit de craquement en imprimant avec l'autre main des mouvements à la jambe que l'on ne peut fléchir qu'incomplétement. — Huit bains et seize douches amenèrent du soulagement.

A la fin du traitement le genou était moins gros, la marche plus facile. Deux mois après, la douleur, la roideur, les craquements avaient disparu et les mouvements de la jambe étaient tout à fait libres.

d. La cure n'a jamais lieu lorsqu'il y a déformation, dislocation des articulations; que cette déformation, cette dislocation est le résultat du gonflement du périoste et de la tête des os (rhumatisme noueux de Haygarth), mais les eaux enrayent la marche de la maladie, et, après une ou deux saisons, la douleur ne se reproduit pas.

6e Observation.

Madame S... (Drôme), âgée de 50 ans, d'un tempérament nervoso-sanguin, d'une forte constitution, ancienne limonadière, se rend à Saint-Laurent en 1865. Elle éprouve depuis sept ans des douleurs articulaires. — Ces douleurs ont graduellement amené la déformation des articulations métacarpo-phalangiennes : les doigts sont à demi fléchis, amaigris, luisants et portés en dehors. Madame S... prend douze bains, douze douches et n'éprouve aucun soulagement. Je prescris la teinture d'iode à doses croissantes. Un an après, en 1866, cette dame revenait prendre les eaux ; elle avait les mains dans le même état, mais elle souffrait bien moins depuis dix mois. Le traitement que j'avais conseillé n'avait pas été fait.

7e Observation.

B... (Ardèche), âgée de 15 ans, d'une faible constitution, a contracté, en gardant des bestiaux, des douleurs qui ont insensiblement produit une augmentation de volume notable de plusieurs articulations. Cette malheureuse enfant, qui ne peut quitter le lit ou le fauteuil, prend bains, douches et étuves, et n'éprouve aucun soulagement pendant son séjour à Saint-Laurent. Un mois après son départ, elle pouvait se traîner et ne souffrait plus.

B. — Rhumatisme musculaire chronique.

a. Le rhumatisme musculaire caractérisé par de la douleur et de la gêne des mouvements, sans changement apparent dans les parties affectées, guérit toujours par l'emploi des eaux de Saint-Laurent.

8e Observation.

Joséphine (Ardèche), d'un tempérament nerveux, d'une bonne constitution, ressentit, pendant le mois de mai 1866, peu de jours après avoir lavé du linge avec de l'eau de fontaine, de la douleur au côté droit de la poitrine et à l'épaule droite. La douleur du côté augmentait par la toux, l'éternument, les fortes inspirations. Au mois d'août suivant, elle se transporta à Saint-Laurent où elle prit huit bains de piscine, seize douches et seize étuves. Un mois après la saison elle ne se ressentait plus de sa pleurodynie.

9e Observation.

L... (Ardèche), âgé de 36 ans, d'un tempérament sanguin et d'une constitution robuste, en ramassant de la feuille de mûrier le 10 du mois de mai 1867, se mouilla et ne changea pas de vêtements. Quelques jours après, il ressentait des douleurs aux membres et aux lombes. Ces douleurs se fixèrent aux reins.

Au mois d'août, L... venait prendre les eaux. A son arrivée, il ne pouvait se baisser et se relever qu'avec beaucoup de peine. Quatre bains de piscine, quinze douches et quinze étuves rendirent justice de ce lombago.

b. Quand le rhumatisme musculaire chonique s'est fixé dans une région, dans un membre, et a déterminé l'amaigrissement ou non-seulement l'amaigrissement, mais encore la paralysie de la partie affectée, une ou deux saisons peuvent amener la guérison.

L'emploi simultané des eaux et de l'électricité hâte la cure lorsqu'il y a paralysie.

10ᵉ Observation.

Dorothée M... (Haute-Loire), d'un tempérament nervoso-sanguin, d'une bonne constitution, âgée de 33 ans, ménagère, éprouve depuis deux ans et demi par les variations de température, par les temps pluvieux, des douleurs qui, depuis sept ou huit mois se sont fixées au bras droit et ont amené un amaigrissement sensible de ce membre. Après deux saisons, une en 1864 et une en 1865, le bras droit était aussi fort que le gauche et la douleur ne se reproduisait plus.

11ᵉ Observation.

Mademoiselle V... (Haute-Loire), cuisinière, en voyageant en diligence, pendant le mois de mars 1863, contracta un rhumatisme musculaire. Cette affection se fixa au bras droit qui, pendant le voyage, avait été placé près de la portière dont la glace était brisée. Au mois de juillet, ne pouvant imprimer que des mouvements très-limités à ce membre, elle consulta M. Calmar-Lafayette qui l'envoya à Saint-Laurent, où pendant quatre jours elle prit un bain, une douche et une étuve matin et soir, selon l'habitude de presque tous les baigneurs. Le cinquième jour du traitement, bien que les mouvements du bras fussent plus étendus, je crus devoir employer concurremment et les eaux et l'électricité. Après six séances de dix minutes de faradisation musculaire, mademoiselle Victoire pouvait porter la main à la tête et se coiffer seule.

d. La résolution n'est jamais complète quand le rhumatisme a déterminé depuis longtemps la rétraction des muscles. Les bains et les douches sont cependant dans ce cas toujours indiqués, après une ou deux saisons la douleur ne se produit plus et la maladie reste stationnaire.

12e Observation.

La veuve B... (Ardèche), lessivière, âgée de 45 à 50 ans, affectée depuis plusieurs années d'un rhumatisme musculaire chronique qui s'est fixé au bras droit, et a déterminé un amaigrissement notable de ce membre, se rend, en juillet 1865, à Saint-Laurent, où elle prend pendant dix jours, sans éprouver aucun soulagement, un bain, une douche et une étuve matin et soir. Je voulais faradiser cette malade ; elle ne voulut pas se laisser électriser. On lui avait dit que le traitement par l'électricité était un traitement farce. La femme Boissel prit les eaux pendant trois années consécutives; elle ne souffre plus, mais elle a le bras toujours amaigri.

13e Observation.

M. D..., âgé de 60 ans, d'une faible constitution, ressent depuis très-longtemps des douleurs rhumatismales qui ont insensiblement amené une incurvation du tronc très-prononcée. M. D... est obligé, pour voir une personne placée en face, de se pencher fortement en arrière. Il se rend à Saint-Laurent depuis plusieurs années, et ne souffre pas depuis qu'il prend les eaux.

En résumé, les eaux de Saint-Laurent, dont la température est très-élevée, ont une salutaire influence sur le rhumatisme chronique, soit articulaire, soit musculaire. Si elles ne produisent pas toujours la cure, elles procurent du moins toujours du soulagement. On obtiendrait des résultats bien plus satisfaisants que ceux que j'ai signalés, si les baigneurs suivaient les conseils des médecins. Les rhumatisants ne tiennent en général aucun compte de la constitution, du tempérament, des désordres que la maladie a déterminés dans les organes. Que la constitution soit pléthorique, anémique, névropathique, que la maladie ait ou n'ait pas produit des altérations morbides, ils prennent les eaux sous toutes les formes et ne restent que dix jours en moyenne à Saint-Laurent.

Quand le rhumatisme s'est localisé, quand il a déterminé des engorgements périarticulaires, des altérations de la synoviale, des cartilages, ne doit-on pas procéder graduellement, faire un long séjour aux eaux, donner la préférence à la douche? Une stimulation passagère, une excitation de quelques jours est évidemment insuffisante pour amener la résolution complète de ces sortes d'altérations.

II

NÉVRALGIE

En prenant pour bases comme dans les rhumatismes chroniques la durée de la névralgie et les désordres qu'elle a déterminés, j'établirai une distinction entre les cas où il n'y a aucun changement apparent dans les tissus et les cas où il y a amaigrissement de l'organe malade, de la partie affectée.

a. La guérison a toujours lieu lorsque la névralgie n'a déterminé aucun changement dans les organes.

14e Observation.

Madame Foret (Loire), 50 ans, tempérament nerveux, bonne constitution, rentière.

Madame Foret contracte pendant un voyage en Suisse, en 1866, une névralgie cervico-brachiale caractérisée par des élancements douloureux, tantôt au bras droit, tantôt à l'épaule droite. Ces élancements ont lieu principalement la nuit. Les mouvements du bras ne sont pas douloureux. En 1867 madame Foret prend à Saint-Laurent pendant dix-huit jours, les dimanches exceptés, un bain, une douche et une étuve chaque jour. Les élancements sont plus fréquents du cinquième au neuvième jour du traitement. En 1868, madame Foret retourne à Saint-Laurent. Elle n'a pas souffert, nous dit-elle, depuis dix mois et m'autorise à la nommer dans mes rapports, dans mes recueils d'observations médicales.

15e Observation.

P... (de Saint-Étienne, Loire), d'un tempérament nerveux, d'une bonne constitution, âgé de 32 ans (mineur), arrive à Saint-Laurent le 10 juillet 1865. Depuis cinq mois il éprouve des élancements douloureux et intermittents tantôt à la hanche, tantôt au mollet (côté droit), et un sentiment de froid à la jambe et au pied, mais principalement au pied. Pendant douze jours il prend un bain tous les trois jours, et tous les jours une douche et une étuve matin et soir. Les élancements sont très-douloureux pendant le traitement. En 1866 ce mineur revient à Saint-Laurent. Un mois après son départ de Saint-Laurent, il reprenait son travail, et il ne l'a interrompu que pour revenir aux eaux.

b. La chlorose et l'anémie, que l'on observe assez souvent dans les névralgies, cèdent promptement au traitement de ces affections après l'emploi des eaux de Saint-Laurent.

16e Observation.

Mademoiselle Marie (Gard), d'un tempérament nerveux, d'une faible constitution, sans profession, se rend à Saint-Laurent en 1863. Elle éprouve depuis un an de la douleur au côté droit de la poitrine, tantôt au-dessous du sein droit, tantôt derrière l'épaule du même côté. Réglée depuis l'âge de 15 ans, elle perd peu depuis sept ou huit mois. La respiration est normale, il existe un bruit de souffle prolongé au premier temps; on l'entend à la base du cœur. Cette demoiselle a perdu l'appétit et est très-pâle. Elle prend pendant douze jours le matin un bain et une douche, elle boit dans la journée de quatre à six verres d'eau minérale. A son départ elle a bon appétit. Je lui conseille du quinquina, des martiaux : de retour dans sa famille, elle fit pendant six semaines un traitement reconstituant. En 1864, elle retourne à Saint-Laurent, elle est bien réglée, et, depuis huit ou neuf mois, elle ne se ressent plus de sa névralgie intercostale.

17ᵉ Observation.

Mademoiselle N... (Ardèche), âgée de 17 ans, affectée de sciatique depuis quinze mois, se rend à Saint-Laurent en 1866, au mois de juillet. Elle a eu, nous dit-elle, pendant le mois d'avril, une épistaxis abondante et une éruption sur différentes parties du corps, mais principalement sur les jambes ; cette éruption consistait dans des taches arrondies et d'un rouge vif. Elle est pâle, manque d'appétit et n'est plus réglée depuis quatre mois. Un souffle continu est facilement entendu au moyen d'un stéthoscope appliqué dans l'angle sus-claviculaire. Mademoiselle N... reste quinze jours à Saint-Laurent et prend douze douches et quelques étuves et boit de l'eau thermo-minérale. Au moment de son départ elle ressentait des élancements très-importuns au membre inférieur gauche. Je lui conseille des amers et les dragées de Gelis et Conté. A la fin du mois d'octobre elle avait ses époques et n'éprouvait que de rares élancements : pendant deux mois elle avait pris du fer d'après mes conseils.

c. La cure radicale de la névralgie est rare lorsque cette affection a déterminé l'amaigrissement de la partie affectée. L'amaigrissement persiste presque toujours après le traitement thermal, mais les élancements, l'engourdissement, le sentiment de froid se dissipent assez souvent : chez les individus à constitution lymphatique, une ou deux saisons sont quelquefois nécessaires pour ranimer les fonctions languissantes de la peau et des muscles.

18e Observation.

Madame R... (Vaucluse), arrive à Saint-Laurent en juillet 1864. Elle éprouve de temps en temps, depuis plusieurs années, des élancements et un sentiment de froid dans le membre inférieur gauche qui est amaigri. Il n'y a pas de raccourcissement de ce membre dont les mouvements sont tout à fait libres ; le nerf sciatique n'est comprimé par aucune tumeur. Cette dame ressent pendant le traitement des élancements assez vifs. En 1868 elle retourne à Saint-Laurent. Elle ne souffre pas depuis sept ou huit mois, mais elle ne peut réchauffer la jambe qui est toujours amaigrie.

19e Observation.

M... (Drôme), d'un tempérament sanguin-nerveux, âgé de 42 ans, caviste, contracta, dans une cave où il passait des journées entières, une sciatique caractérisée par des douleurs lancinantes et intermittentes et un sentiment de froid au membre inférieur gauche. Cette affection détermina un amaigrissement notable du membre. Ce baigneur prit en seize jours (c'était en 1867) quatre bains, seize douches et seize étuves. Des douleurs poignantes se déclarèrent pendant le traitement. En 1868, il revint prendre les eaux. Il avait toujours le membre gauche amaigri, mais les élancements étaient très-rares.

c. Des douleurs très-intenses se déclarent quelquefois pendant le traitement, des injections sous-cutanées au sulfate d'atropine les font rapidement disparaître, et, grâce à ce moyen, les eaux, dont l'emploi n'est que momentanément suspendu, amènent la cure de la névralgie.

20e Observation.

Pendant le mois de juin 1863, M... (Gard), âgé de 41 ans, d'une bonne constitution, contracte une sciatique en travaillant dans un puits qu'il voulait agrandir. Au mois d'août suivant, il se transporte à Saint-Laurent où il prend matin et soir un bain, une douche et une étuve. Le quatrième jour du traitement ses douleurs s'exaspèrent et deviennent intolérables. Je pratique deux injections sous-cutanées au sulfate d'atropine qui amenèrent presque instantanément du soulagement. Le traitement thermal fut repris deux jours après. En 1864, M... retourne à Saint-Laurent. Il a ressenti quelques élancements par intervalle, mais il n'a jamais été obligé d'interrompre son travail.

21e Observation.

D... (Ardèche), mégissier, d'un tempérament nervoso-sanguin, âgé de 36 ans, prend, pour combattre des élancements qu'il ressent au bras gauche depuis six mois un bain, une douche et une étuve matin et soir. Une douleur déchirante se déclare le sixième jour du traitement, et ce baigneur, ne pouvant dormir ni même rester au lit, se promena pendant deux nuits consécutives en agitant continuellement le bras. Ayant été consulté le huitième jour, je pratiquai une injection sous-cutanée au sulfate d'atropine, et je donnai une pilule d'opium. L'emploi des eaux fut repris deux jours après. A son départ, ce baigneur ressentait encore des élancements importuns, mais non douloureux.

En résumé, les eaux de Saint-Laurent ont une influence salutaire sur la névralgie ; et après leur emploi les martiaux amènent promptement la guérison de la chlorose et de l'anémie, qui compliquent assez souvent cette affection.

III

PARALYSIE

Les paralysies sont produites par un grand nombre de causes. Il ne sera question dans ce recueil que de la paralysie par lésions encéphaliques, de la paralysie essentielle de l'enfance, des paralysies hystérique, rhumatismale, syphilitique. On me permettra, pour éviter des répétitions, de ne donner qu'une observation sur chacune de ces maladies.

a. Dans les paralysies par lésions encéphaliques la cure est une exception et une rare exception.

22e Observation.

Pendant le mois de mai 1864 Marie B..., une ménagère douée d'une forte constitution, eut, après avoir éprouvé un violent mal de tête pendant quelques jours, une attaque d'apoplexie cérébrale qui amena la paralysie du côté droit. Une saignée, deux applications de sangsues, une derrière les oreilles et une à l'anus, des purgatifs et des frictions, produisirent du soulagement. — Au mois d'août suivant mon honorable prédécesseur M. Fuzet du Pouget l'envoya à Saint-Laurent. A son arrivée, elle avait la parole lente, la démarche incertaine et ne pouvait porter la main droite à la tête. Elle prit un bain tempéré et une douche chaque jour pendant deux septénaires ; un purgatif salin fut administré le sixième jour du traitement. Cette baigneuse éprouva une amélioration bien sensible à Saint-Laurent même. Deux mois après son départ elle avait complétement récupéré l'usage de la parole et des membres.

b. La cure de la paralysie essentielle de l'enfance n'est jamais radicale. On obtient des résultats assez satisfaisants lorsque les malades font un long séjour à Saint-Laurent et que l'on emploie simultanément les eaux et l'électricité.

23e Observation.

Mademoiselle M... (Ardèche), âgée de 10 ans, et d'un tempérament sanguin, est amenée à Saint-Laurent en 1866. Elle est atteinte d'une paralysie essentielle de l'enfance déterminée par des convulsions et caractérisée par les symptômes suivants : amaigrissement des jambes et des pieds, mais principalement du pied droit, dont la pointe est dirigée en bas ; atrophie de presque tous les muscles extenseurs dont la contractilité musculaire est très-faible. Je fais prendre à cette petite fille pendant seize jours, le cinquième excepté, un bain et une douche le matin, et du septième au seizième jour je la soumets dans la soirée à une séance de dix minutes de faradisation musculaire. La contractilité musculaire, qui était très-faible au commencement de la saison, se manifestait d'une manière très-sensible à la fin du traitement.

c. Les eaux produisent la guérison de la paralysie hystérique. La cure s'obtient plus promptement par l'emploi simultané des eaux et de l'électricité.

24e OBSERVATION.

Mademoiselle N... (H^te^-Loire), a eu depuis trois ans et demi (elle a 23 ans) de nombreux accès d'hystérie suivis de mouvements convulsifs très-violents. Le membre inférieur gauche manque de force, et la sensibilité est nulle sur plusieurs points de la cuisse et de la jambe. Cette demoiselle prend un bain amidonné et une douche le matin pendant dix jours. A partir du sixième jour, tantôt je promenais le balai métallique sur la peau anesthésiée, tantôt je pratiquais la faradisation des muscles affectés. Sous l'influence de ce double traitement la sensibilité se rétablit sur tous les points, et le membre récupéra complétement la force.

d. Nous avons déjà démontré (voir la 11e observation de ce Mémoire) que les eaux employées soit seules, soit concurremment avec l'électricité, produisent la guérison de la paralysie rhumatismale.

e. La paralysie syphilitique est heureusement influencée par les eaux; ainsi, après une saison, les spécifiques de cette maladie en amènent promptement la guérison.

25° Observation.

P... (Haute-Loire), d'une bonne constitution, âgé de 33 ans, est atteint d'une paralysie de la troisième paire caractérisée par les symptômes suivants : abaissement de la paupière supérieure droite qui, sous l'influence de la volonté, s'élève presque au niveau transversal de l'œil, strabisme externe, dilatation et immobilité de la pupille. Céphalalgie habituelle, insomnie, chute d'une partie des cheveux; P... a eu en 186... (il y a dix-huit mois) deux ulcérations au pénis, et une grosseur à l'aine droite ; on lui a fait prendre, dit-il, du mercure, des dépuratifs ; il a perdu l'appétit et est d'une pâleur extrême; à la fin de la saison ce baigneur avait bon appétit. Je prescrivis un traitement antisyphilitique. Un an après, P... revint à Saint-Laurent. Depuis neuf mois il jouissait d'une santé parfaite. Il avait fait exactement pendant trois mois le traitement que j'avais conseillé.

IV

PHTHISIE PULMONAIRE

a. La phthisie pulmonaire, cette affection qui fait le désespoir du médecin et plonge tant de familles dans le deuil, est enrayée ou du moins paraît être enrayée dans sa marche lorsqu'elle est à sa première période.

26e Observation.

H... (Gard), d'un tempérament nerveux, d'une constitution délicate, bottier, est atteint de phthisie pulmonaire. Il présente du moins les symptômes suivants : douleurs de poitrine, toux sèche, forte oppression, amaigrissement notable, faiblesse du bruit respiratoire et matité sous la clavicule droite. Malade depuis deux ans, H... a bu plusieurs litres d'huile de foie de morue. Pendant douze jours il prend le matin une douche en arrosoir sur la poitrine, en arrière, respire la vapeur dans la soirée et boit dans les vingt-quatre heures de quatre à six verrées d'eau thermale coupée avec du lait.

A son départ il se trouvait très-bien. Un an après, Henri retournait à Saint-Laurent. La maladie n'avait pas fait de progrès. Avait-elle été enrayée dans sa marche ?

27e Observation.

Madame X..., religieuse, âgée de 21 ans, pâle, maigre, arrive à Saint-Laurent en 186.... A ma première visite je constate d'une part les symptômes suivants : toux fréquente, faiblesse de la respiration sous la clavicule droite, matité dans cette région; j'apprends d'autre part que la mère de la malade est morte poitrinaire. Cette jeune religieuse prend les eaux pendant quinze jours; elle boit dans les vingt-quatre heures de cinq à six verres d'eau minérale coupée avec du lait ou du sirop, et respire la vapeur pendant vingt à vingt-cinq minutes matin et soir. A son départ je lui conseille de prendre le lait arséniaté de Boyer. J'ai revu cette dame dix-huit mois après la saison ; elle m'a paru jouir d'une bonne santé.

b. Lorsque la maladie est à la deuxième période, les eaux ne sont pas utiles; elles peuvent même être nuisibles : ainsi elles déterminent quelquefois des hémoptysies presque foudroyantes. Les hémoptysies graves sont cependant rares lorsqu'on sait faire des eaux un usage convenable.

28e OBSERVATION.

B... (Ardèche), d'une faible constitution, âgé de 37 ans, cultivateur, est malade depuis dix-huit mois. Il tousse fréquemment, expectore beaucoup, a maigri d'une manière sensible, s'enrhume très-facilement, sue beaucoup la nuit, a plusieurs fois craché du sang; il a pris des sirops pectoraux et de l'huile de foie de morue. Je prescris pour tout traitement de l'eau thermale coupée avec du lait. Malgré mes conseils ce baigneur veut prendre un bain, une douche et une étuve chaque matin. Une hémoptysie très-abondante se déclare le troisième jour du traitement. Cette hémoptysie cède à une potion astringente et opiacée et au repos. Quelques jours après cet accident, B... rentrait dans sa famille plus malade qu'avant de faire usage des eaux.

V

BRONCHITE CHRONIQUE

La cure de la bronchite chronique a toujours lieu lorsque cette affection est exempte de toute diathèse.

29e OBSERVATION.

G... (Ardèche), âgé de 27 ans, d'un tempérament

nervoso-sanguin, d'une bonne constitution, cultivateur, contracte, pendant le mois de mai 1866, une bronchite aiguë caractérisée par de la fièvre, une toux fréquente, quinteuse et une forte oppression. Au mois de juillet suivant il se rend à Saint-Laurent. A son arrivée il tousse beaucoup, expectore abondamment, surtout le matin.

L'auscultation décèle des râles muqueux sur la partie postérieure, inférieure et latérale de la poitrine. Pendant douze jours, ce baigneur prend un demi-bain de piscine et une douche en arrosoir sur la poitrine et une étuve le matin, et boit dans la journée de cinq à six verrées d'eau minérale. A son départ les râles sous-crépitants sont rares et la toux presque nulle. Peu de temps après avoir pris les eaux, il était tout à fait débarrassé de son catarrhe.

VI

SURDITÉ

Il est souvent impossible d'assigner la cause de la surdité. Il ne sera question dans ce Mémoire que de la surdité causée par un refroidissement et coïncidant avec des douleurs rhumatismales; de la surdité produite par un obstacle mécanique et de la surdité héréditaire.

a. Les eaux produisent ordinairement la cure de la surdité lorsque cette affection a été produite par un refroidissement et coïncide avec des douleurs rhumatismales.

30e Observation.

Pendant le mois de juillet 1864, M. L... (Ardèche), d'un tempérament nerveux, d'une bonne constitution, âgé de 34 ans, étant atteint, depuis plusieurs mois, de surdité (oreille gauche) causée par un refroidissement, et de douleurs rhumatismales produites par la même cause, se transporte à Saint-Laurent et guérit et de sa surdité et de son rhumatisme. Pendant l'hiver de 1866 à 1867, peu de jours après avoir éprouvé un nouveau refroidissement (il s'était mouillé et n'avait pas changé de linges), M. L... ressent des douleurs dans les membres et des bourdonnements dans l'oreille gauche qui devient très-dure. Au mois d'août 1867, il se rend pour la seconde fois à Saint-Laurent. Je le vois à son arrivée; il ne souffre pas, mais les bourdonnements dans l'oreille persistent, et le bruit d'une montre placée sur l'apophyse mastoïde n'est pas entendu. Il éprouve un soulagement notable à Saint-Laurent même et, peu de temps après avoir pris les eaux, il entendait très-distinctement.

b. Les eaux peuvent, en déterminant la résolution de l'induration des amygdales, amener la guérison de la surdité lorsque cette dernière affection est causée par une amygdale indurée.

31° Observation.

Madame X... (Bouches-du-Rhône), d'une bonne constitution, se rend à Saint-Laurent en août 1864; elle n'entend pas de l'oreille droite depuis qu'elle a eu mal au gosier, me dit-elle. Elle a eu, il y a six mois, une amygdalite qui a été traitée par une application de sangsues et des gargarismes. L'amygdale droite est très-grosse, la gauche a été complétement détruite par la suppuration. L'haleine est souvent fétide le matin, et la voix est nasonnée. Cette baigneuse prend pendant douze jours les bains sous toutes les formes. A son départ la voix est naturelle, l'amygdale a diminué de volume, et l'ouïe ne laisse rien à désirer.

e. La cure n'a point lieu lorsque la surdité a été précédée ou est encore accompagnée de céphalalgie, et lorsque le malade a eu plusieurs ascendants atteints de cette même maladie.

32e Observation.

X..., depuis plusieurs années, est sujet au mal de tête, ressent presque continuellement des bourdonnements dans l'oreille gauche, et a insensiblement perdu l'ouïe de cette oreille. La membrane du tympan est intacte, le conduit auditif externe n'est pas obstrué, les amygdales ne sont pas hypertrophiées; plusieurs des ascendants de X... étaient sourds. Les eaux prises en bains, douches, gargarismes, étuves, injections n'ont produit aucun soulagement ni pendant ni après le traitement.

VII

SYPHILIS

Les eaux de Saint-Laurent sont indiscrètes : pendant le traitement apparaissent quelquefois des manifestations pathognomoniques..... (exanthème syphilitique).

33e Observation.

Madame N..., veuve X..., âgée de 29 ans, d'un tempérament sanguin, se rend à Saint-Laurent en 186.... Elle accuse des pertes blanches qu'elle a inutilement traitées par les bains de rivière et par des injections astringentes. Pendant dix-huit jours elle prend, chaque matin, une douche et une étuve. Sixième jour malaise, chaleur légère de la peau ; septième jour apparition sur le menton et les bras de tâches arrondies, cuivrées, disparaissant lentement sous la pression du doigt. Madame X... avait eu, elle m'en fit alors l'aveu, une ulcération *suspecte*.

Je conseille le protoïodure de mercure ; le traitement est commencé à Saint-Laurent même. J'ai appris plus tard que madame X... jouissait d'une bonne santé.

b. Les spécifiques de la syphilis (mercure, iodure de potassium), qui ne sont pas toujours tolérés dans la cachexie syphilitique, amènent, lorsque les eaux par leur température, par leurs propriétés excitantes, ont fait cesser la faiblesse générale qui caractérise cet état, les spécifiques de la syphilis amènent la cure de cette maladie qui avait été réfractaire avant le traitement thermal.

34e Observation.

M... (Ardèche), âgé de 32 ans, d'une faible constitution, cultivateur, se transporte à Saint-Laurent en 1867. Il a la syphilis. Cette maladie lui a été communiquée par sa femme qui la tenait d'une enfant de l'hospice de Marseille qu'elle avait nourri pendant plusieurs mois. M... éprouve des douleurs articulaires musculaires; il est pâle, maigre, a perdu l'appétit et le sommeil; il est hébété et ne peut tolérer les médicaments qu'on lui fait prendre (le mercure, dit-il). Je constate un bruit de souffle au premier temps et à la base du cœur. Ce malade prend les eaux pendant trois semaines. — A son départ, il est moins hébété, dort une partie de la nuit et a bon appétit depuis quelques jours ; trois mois après, les spécifiques de la vérole avaient produit la guérison de M...

c. Les thermes de Saint-Laurent peuvent donc dans quelques cas aider le chirurgien à établir son diagnostic en déterminant des manifestations pathognomoniques, et, en produisant la tolérance des spécifiques du mal du saint homme Job, en amener la cure. L'observation vingt-cinquième de ce Mémoire peut, ainsi que la précédente, justifier cette dernière conclusion.

VIII

FRACTURES ET LUXATIONS

On ne saurait se faire une juste idée de l'influence des eaux sur les effets consécutifs des luxations et des fractures, si l'on n'établissait une distinction entre les cas dans lesquels on a rétabli dans leurs rapports naturels les fragments de l'os fracturé, on a remis en place l'os luxé, et les cas dans lesquels la coaptation n'a pas été faite.

a. Dans le premier cas la douleur, l'œdème, la roideur se dissipent rapidement, et les membres fracturés et luxés recouvrent toujours l'intégrité de leur force et de leurs mouvements si l'accident qui a produit la fracture n'a pas eu lieu depuis trop longtemps. On devrait prendre les eaux un mois après avoir éprouvé une luxation, deux ou trois mois, suivant l'âge, après avoir essuyé une fracture.

35e Observation.

Fracture de la jambe droite, produite le 29 avril 1867, par la chute d'un bloc de charbon. La réduction faite le lendemain de l'accident fut maintenue au moyen d'un appareil dextriné. Le 10 août suivant, le blessé, qui était un mineur, doué d'une bonne constitution et âgé de 30 ans, se transportait à Saint-Laurent. Il ne pouvait marcher sans s'aider d'un bâton et avait la jambe enflée, le soir principalement. Les mouvements de la jambe étaient limités, il en était de même de ceux du pied. Le quatrième jour du traitement ce baigneur aurait pu quitter son bâton, et la roideur du genou et du cou-de-pied avait disparu ; le pied était encore enflé le soir.

Deux mois après la saison le mineur reprenait son travail.

36e Observation.

Mademoiselle D... (Ardèche), âgée de 11 ans, tomba sur la main le 20 mai 1864 et se fit une luxation en arrière du coude droit. La réduction fut faite le jour même de l'accident. Au mois d'août suivant, on amena cette petite fille à Saint-Laurent, parce qu'elle avait le coude gros et qu'elle pleurait lorsqu'on cherchait à lui fléchir l'avant-bras sur le bras. Quelques bains et dix douches firent disparaître la douleur et la tuméfaction du coude, et, avant de partir, mademoiselle D... pouvait sans douleur aucune fléchir complétement l'avant-bras.

37e OBSERVATION.

En 1862, C... (Haute-Loire), maître d'hôtel, tomba en roulant un tonneau et se fractura l'extrémité inférieure du radius. La réduction, faite deux jours après l'accident, fut maintenue par un appareil qu'on laissa en place pendant cinquante jours. Quatre mois après sa chute, C... ne pouvant fermer qu'incomplétement les doigts, qui étaient œdémateux, se rendit à Saint-Laurent, où il prit huit bains et douze douches qui amenèrent une amélioration très-sensible. Il fut obligé de partir le neuvième jour du traitement. Un mois après il revint faire une nouvelle saison et repartit complétement guéri.

b. Il n'en est pas de même quand la coaptation n'a pas été faite. Les baigneurs qui forment cette dernière catégorie, et ils sont nombreux, car dans nos contrées le rebouteur est plus souvent appelé que le médecin, ne recouvrent qu'incomplétement les mouvements des membres fracturés ou luxés qui s'amaigrissent souvent à la longue. Les eaux, en déterminant dans les tissus un surcroît d'activité, en donnant du ton aux organes, sont cependant encore utiles dans ce cas.

38e OBSERVATION.

M..., percepteur (Ardèche), âgé de 60 ans, se fracture la jambe en 1835. La coaptation ayant été mal faite, ce membre est très-amaigri et présente au niveau de l'endroit où le tibia a été brisé une forte saillie, M... en 1860, vient à Saint-Laurent pour la troisième année. Depuis qu'il prend les eaux, il a plus de force dans la jambe et marche avec beaucoup moins de peine.

39e Observation.

Il y a une quinzaine d'années, T... (Ardèche), conduisant un mulet par la bride, tombe, sa monture s'abat sur lui et lui fracture la cuisse droite. Les fragments de l'os n'ayant pas été rétablis dans leurs rapports naturels, il en est résulté un raccourcissement considérable du membre inférieur droit, qui est très-amaigri. T... vient à Saint-Laurent depuis plusieurs années, ne souffre pas, dit-il, et marche avec beaucoup moins de peine depuis qu'il prend les eaux.

En résumé, la douleur, l'œdème, la roideur, l'amaigrissement, conséquences presque forcées des fractures et des luxations, indiquent toujours l'emploi des eaux. Elles déterminent, je le répète, un surcroît d'activité dans les tissus, et par suite donnent du ton, de la force aux organes et à l'économie tout entière.

Les résultats que je viens de signaler dans ce Mémoire seraient, somme toute, plus satisfaisants si les baigneurs ne prenaient les eaux d'après leur inspiration ou ne se laissaient guider par des personnes étrangères à l'art de guérir. Ne doit-on tenir aucun compte de l'âge, du tempérament, de la constitution, de l'idiosyncrasie, de la profession, de la nature, de la maladie, de sa cause, des désordres qu'elle a déterminés, du mode d'administration des eaux, de la durée du traitement, du régime des baigneurs, des soins consécutifs?

Les eaux de Saint-Laurent ont également une influence salutaire sur beaucoup d'autres maladies : goutte chronique, ozène simple, ozène syphilitique, laryngite simple, asthme humide, métrite chronique, contusion, phlegmon sous-aponévrotique, hydarthrose, coxalgie, ulcères atoniques, plaies par armes à feu. Il me serait facile, pour l'établir, de fournir un grand nombre d'observations relatives à des baigneurs qui étaient affectés de ces maladies et qui ont guéri par leur emploi.

Je n'ai eu, en faisant imprimer ce Mémoire, d'autre but que celui d'être utile aux nombreux baigneurs qui vont chaque année demander aux sources thermales de Saint-Laurent la guérison ou du moins un soulagement à leurs maux.

TABLE DES MATIÈRES.

FIN DE LA TABLE.

CORBEIL, typ. et stér. de CRÉTÉ FILS.

www.ingramcontent.com/pod-product-compliance
Ingram Content Group UK Ltd.
Pitfield, Milton Keynes, MK11 3LW, UK
UKHW020219180726
13838UKWH00005B/2094